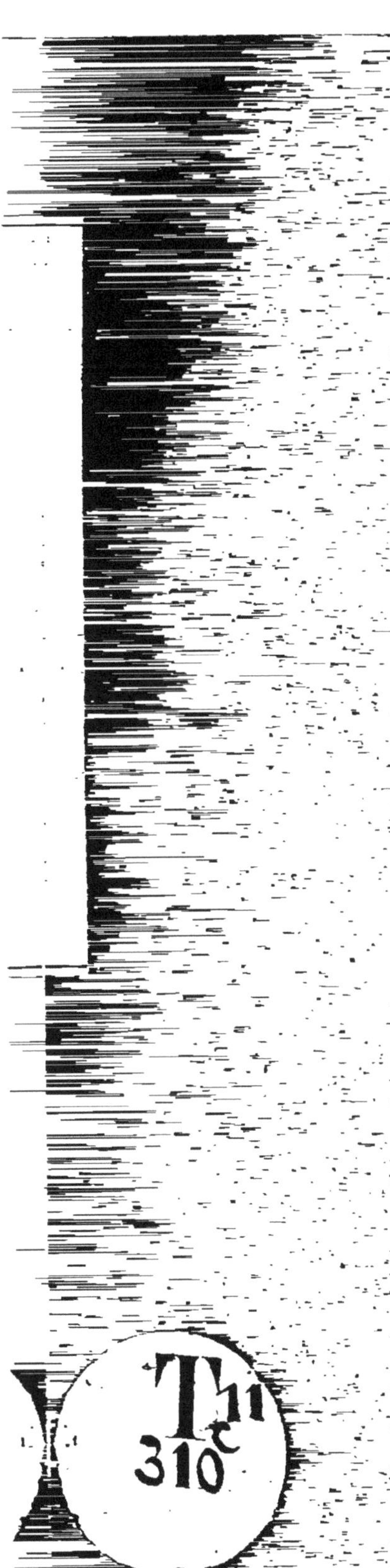

AF466202

DE QUELQUES RÈGLES

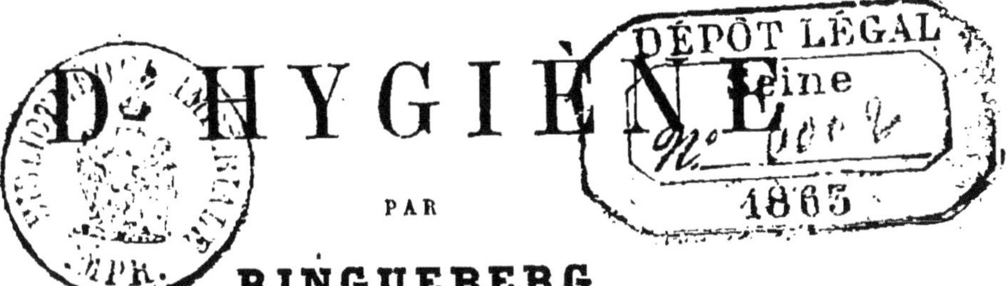

D'HYGIÈNE

PAR

RINGUEBERG

MÉDECIN-CHIRURGIEN-ACCOUCHEUR DE LA FACULTÉ DE PARIS;
EX-MÉDECIN REQUIS A L'ARMÉE D'ITALIE;
EX-CHIRURGIEN DE LA MARINE, ETC., ETC.

Consultations gratuites de Médecine et de Chirurgie, de midi à deux heures, les mardis, jeudis et samedis, rue du Temple, 28, à Paris.

On le lira s'il est bon, et, s'il est mauvais,
je ne me soucie pas qu'on le lise.

MONTESQUIEU.

PARIS

IMPRIMERIE DE DUBUISSON ET Ce

5, RUE COQ-HÉRON, 5.

AU LECTEUR

Ceci s'adresse à l'homme sain, désireux de conserver sa santé ; mais pour tirer parti de ce qu'il va lire, il faut que cet homme habite une grande ville : s'il est paysan, il n'y comprendra rien, ou s'il y comprend quelque chose, il trouvera dans son apathie et sa rusticité une foule de raisons qui l'excuseront de ne point prendre part au progrès, à la recherche du bien-être, du confort que le citadin veut aujourd'hui se procurer.

CONSIDÉRATIONS PRÉLIMINAIRES.

Nous prévenons le lecteur que nous préférons la concision à la précision, que, par conséquent, nous serons aussi brefs que possible, et que notre intention est de lui apprendre comment il doit procéder à ce qu'il appelle sa toilette, que nous appelons tout simplement l'entretien de son enveloppe personnelle.

Nous croyons avoir suffisamment excité son intérêt pour entrer immédiatement en matière, non pas de la manière la plus intéressante, mais la plus logique.

DE

QUELQUES RÈGLES

D'HYGIÈNE

PEAU (ANATOMIE).

La peau est une membrane épaisse, dense, très extensible, formant l'enveloppe du corps et continue avec des membranes muqueuses.

SURFACE EXTERNE.

Elle offre 1° des plis occasionnés par les contractions musculaires; 2° des éminences ou papilles: 3° des sillons; 4° les orifices des vaisseaux exhalants, et des canaux excréteurs des follicules sébacés.

SURFACE INTERNE.

Sa surface interne est unie aux parties sous-jacentes par du tissu cellulaire.

Plusieurs parties entrent dans la structure de la peau : le derme, le corps papillaire, le réseau lymphatique, la matière colorante ou pigmentum, et l'épiderme.

Le derme forme la couche la plus profonde de la peau, dont il constitue la partie fondamentale. Il est percé d'un grand nombre d'espaces coniques, terminés à sa face externe par des ouvertures très fines, plus évasés à sa surface interne et traversés par les vaisseaux sanguins, les absorbants, les exhalants, les nerfs, les poils.

Sa face interne est unie au tissu cellulaire.

La face externe est couverte par le réseau lymphatique et les papilles, lesquelles sont constituées par un tissu spongieux, érectile, dans lequel se distribuent de petits filets nerveux, des artérioles et des veinules.

Le pigmentum, ou matière colorante, forme sous l'épiderme une couche mince qu'il est facile de démontrer chez le nègre par la macération.

L'épiderme, couche la plus extérieure de la peau, est une enveloppe dense, demi-transparente et cornée. On y remarque une infinité de petits pores par lesquels s'échappe la sueur.

Cette membrane, inorganique, et de même nature que les cornes, est sécrétée par les parties sous-jacentes et vivantes de la peau.

Outre les nerfs, vaisseaux et glandes sudoripares, la peau contient beaucoup de follicules sébacés. Ceux-ci sont de petites poches, de la grosseur d'un grain de millet, logées dans l'épaisseur du derme, ouvertes à l'extérieur par un petit orifice visible à la loupe, et destinées à sécréter à la surface de la peau une matière grasse, qui entretient la souplesse.

DES POILS ET DES ONGLES.

Les poils sont des parties inorganiques, filiformes, insensibles, de couleur variable. Suivant les diverses parties du corps qu'ils occupent, on les désigne sous des noms particuliers (cheveux, sourcils, cils, barbe, etc.)

Les poils se composent de deux parties : 1° celle qui est saillante à la surface de la peau, ou poil proprement dit; 2° le bulbe ou organe sécréteur de ce dernier, espèce de petite ampoule ovoïde, enfoncée dans le derme, ouverte à sa surface libre. Le bulbe n'est qu'une dépression du derme; on y trouve toutes les couches de ce dernier organe. Un petit cône de matière pulpeuse remplit une grande partie de sa cavité. Sur ce corps est implanté le poil ou partie inorganique. Le bulbe présente en dehors des ramuscules nerveux et sanguins. La base du poil est creuse ou diffluente, et embrasse le cône pulpeux du bulbe; l'épiderme se réfléchit sur elle. Le poil lui-même n'est qu'une gaîne épidermique, incolore, renfermant une substance colorée, disposée par filaments unis par une matière fluide.

Les ongles sont des lames dures, demi-transparentes, blanchâtres, inorganiques. Leur face concave est en partie adhérente; leur racine est située dans un repli de la peau, auquel elle est fixée. Les ongles adhèrent à la peau, dans toute leur circonférence.

par l'intermède de l'épiderme. Cette adhérence est surtout remarquable à la racine, qui est logée dans une espèce de sillon du derme. Les ongles sont regardés par Bichat et Meckel comme formés de feuillets épidermiques superposés, et par de Blainville comme des productions pigmenteuses agglutinées.

PHYSIOLOGIE DE LA PEAU.

ABSORPTION.

C'est une fonction par laquelle les solides et les fluides sont portés dans le système veineux.

La peau absorbe les substances mises en contact avec elle, mais seulement lorsqu'on fait des frictions à sa surface ou qu'elle est dépouillée de son épiderme.

L'exhalation constitue un ordre de fonctions qui consiste dans la séparation d'un ou de plusieurs matériaux du sang, diversement combinés, qui s'échappent des organes de la circulation.

La peau est un des organes de l'exhalation; l'exhalation cutanée se fait par les ouvertures dont l'épiderme est percé, et fournit tantôt un liquide peu abondant, non perceptible à la vue ni au toucher, qui se dissout dans l'air à mesure qu'il est formé, ce qui constitue la transpiration insensible: et tantôt une plus grande quantité du même liquide, qui se rassemble en gouttelettes et porte le nom de sueur. La quantité de transpiration varie suivant l'heure de la journée, les repas, etc. Elle entretient la souplesse de l'épiderme, favorise le tact et contribue au refroidissement du corps.

CHALEUR ANIMALE.

Le corps humain, doué d'une température de trente-sept degrés, a la faculté de résister au froid le plus intense et à la chaleur la plus vive. Les principales sources de la chaleur animale sont la respiration, dans laquelle la combinaison de l'oxygène de l'air avec le carbone du sang produit un dégagement de calorique qui élève la température du sang, et les mouvements nutritifs qui s'exercent dans les molécules de tous les organes. La cause par laquelle nous résistons à une chaleur supérieure à celle du corps consiste dans la transpiration cutanée et pulmonaire. Ce fluide, considérablement augmenté par l'influence d'une température élevée, est vaporisé par le calorique qui s'applique à la surface de la peau : de là résulte un refroidissement considérable et proportionnel à l'accroissement de chaleur.

DERMATOLOGIE.

Les maladies dont le tégument externe est le siége anatomique sont par leur nombre, leur nature, tellement distinctes entre toutes les autres, qu'elles constituent à elles seules une branche importante de la médecine, étudiée sous le nom de dermatologie. Les phlegmasies cutanées (dartres, teignes, éruptions, etc.) forment la plus grande partie des maladies de la peau ; elles ont une grande tendance à devenir chroniques, et la plupart ont une marche lente dès le principe.

Compatibles avec l'exercice régulier des principales fonctions, se reproduisant avec facilité, elles résistent en général longtemps aux moyens thérapeutiques.

Les causes des phlegmasies cutanées sont locales ou générales. Les premières consistent dans l'application à la surface de la peau de substances qui sont de nature à produire de l'irritation. La plupart de ces substances irritantes se produisent et se déposent naturellement à la surface de la peau, en raison du travail physiologique qui lui est dévolu ; nous voulons désigner la sueur, les diverses exhalations, excrétions, dépôts de matières organiques et inorganiques, telles que cellules épidermiques, détritus, que la négligence et la malpropreté se font un plaisir d'entretenir et d'accumuler.

Les pommades, savons, cosmétiques, vinaigres de toilette, de mauvaise qualité, rentrent dans la même catégorie.

Parmi les causes générales, mentionnons une

foule d'influences variées : une température élevée, les saisons, certaines professions, des excès de divers genres ou, au contraire, une continence trop absolue ; les autres sont constitutionnelles, etc.

DENTS.

Conformation. Au nombre de trente-deux : seize à chaque mâchoire, implantées dans les alvéoles ; elles offrent trois parties : une extérieure, nommée couronne ; une intérieure, cachée dans l'alvéole, appelée racine, et une moyenne, qui les sépare, désignée sous le nom de collet. On les divise en incisives, canines et molaires.

Structure. La racine et le centre de la couronne sont formés par du tissu osseux très dur et très compacte, de la même nature que celui des autres os. La couronne est composée par l'émail, substance d'un blanc laiteux, brillant, très lisse, excessivement dure, disposée par fibres. Le sommet de chaque racine présente l'orifice d'un canal qui aboutit à une cavité remplie par une substance molle, appelée pulpe des dents, dans laquelle on remarque des filets nerveux et des ramuscules vasculaires.

Les affections des dents, affections qui entraînent toujours leur perte et la nécessité de leur remplacement, sont dues à différentes causes :

1° La carie (ostéite aiguë entée sur une ostéite chronique) ;

2° Le défaut de soin, ayant favorisé l'accumulation du tartre ;

3° L'inflammation du périoste alvéolo-dentaire, c'est-à-dire de la membrane qui unit la dent au maxillaire ;

4° La nécrose, soit de la dent, soit de la racine ;

5° L'absence d'une dent correspondante : quand une dent ne rencontre point celle qui doit lui correspondre, n'ayant plus de point d'appui, elle sort de son avéole, quoique saine et propre, s'ébranle et finit par tomber.

Nous n'insistons pas davantage pour faire comprendre toute l'importance qu'il y a de remplacer les dents absentes, non-seulement comme étant destinées à l'ornement du visage, à la trituration des aliments, à la prononciation, mais encore à la conservation de l'appareil dentaire dans son état primitif.

GENCIVES.

Les gencives, fibreuses, dures, dépourvues de tout appareil de sécrétion muqueuse, sont particulièrement constituées en vue des résistances mécaniques auxquelles elles sont exposées ; mais leur constitution anatomique ne les protége nullement contre les actions moléculaires que les liquides et les gaz peuvent exercer à leur surface.

Après ces considérations succinctes, il nous suffit d'affirmer que le ramollissement est une des maladies qui affectent le plus souvent les gencives.

Signalons, comme une çause ordinaire, l'habitude qu'ont certaines personnes de faire le vide dans leur bouche par un mouvement de succion, et de déterminer ainsi un état fluxionnaire des gencives ; il faut noter surtout l'abus des frictions sur les gencives avec une brosse trop dure.

La cause la plus fréquente, et sur laquelle nous devons le plus insister, consiste dans l'accumulation du tartre. Comme le mode de production de cette matière a donné lieu à de nombreuses opinions complétement différentes, nous croyons utile de nous y arrêter.

Voici l'opinion que nous admettons : le tartre des dents est un précipité des sels tenus en dissolution dans la salive mixte alcaline, par les produits de décomposition acide provenant des matières qui séjournent et se décomposent, soit dans le intervalles triangulaires que les dents laissent à la base de leur couronne, soit dans le cul-de-sac gingivo-dentaire.

Il se passe là une réaction chimique qu'il est inutile d'expliquer par une formule. Il y a dans le liquide buccal et dans les produits des décompositions alimentaires des éléments trop complexes et qui peuvent réagir les uns sur les autres de trop de façons différentes.

Les faits sur lesquels nous nous fondons pour étayer notre opinion sont les suivants :

Le tartre ne provient pas des gencives, puisque l'on ne trouve aucune glande dans cette partie de la muqueuse, et que, chez les personnes qui portent des pièces artificielles, le tartre se produit sur la face de la plaque qui n'est pas en contact avec les gencives.

En examinant le tartre au microscope, on y trouve : des débris d'infusoires du genre vibrio et monas, des cellules épithéliales, des cristaux de arbonate de chaux, une espèce d'algue, des globules graisseux et des fragments de matières alimentaires.

Chez les personnes qui prennent soin de leur bouche, et qui, après les repas, ont soin d'enlever par un lavage les matières alimentaires qui peuvent rester entre les dents, le tartre se produit seulement en petite quantité.

Au contraire, chez les gens peu soigneux, le tartre se dépose en grande abondance ; il repousse la partie libre de la gencive, l'enflamme, attaque le périoste alvéolo-dentaire, et finit par faire tomber les dents.

Le traitement du ramollissement des gencives déterminé par le tartre consistera à débarrasser les dents de ce dépôt au moyen d'instruments appropriés, et à prévenir son accumulation par des soins que nous indiquons.

D'après Fox, les enfants d'un tempérament lymphatique sont affectés particulièrement d'état spongieux (*spongy state*) des gencives (*Diseases of the Teeth*).

La présence du tartre ou de dents cariées est une cause qui joue un grand rôle dans la production du ramollissement. Le pronostic de cette affection n'est pas grave en lui-même ; mais, en raison des rapports intimes qui existent entre les gencives, l'os maxillaire et le périoste alvéolo-dentaire, il peut résulter soit une absorption lente du bord alvéolaire, soit une inflammation du périoste alvéolo-dentaire. Dans ces deux cas, l'on a souvent à déplorer la perte d'une ou de plusieurs dents.

Si l'on a lu avec quelque attention ce court résumé d'anatomie, de physiologie et de pathologie, l'importance du sujet ici traité a été grandissant, et l'intérêt légitime que chacun doit porter à l'entretien et à la conservation de son extérieur, a été suffisamment développé, démontré.

Nous sommes si fort accoutumés à ne voir les choses que par l'extérieur, que nous ne pouvons plus reconnaître combien cet extérieur influe sur nos jugements, même les plus graves et les plus réfléchis : nous prenons l'idée d'un homme, et nous la prenons par sa physionomie qui ne dit rien ; nous jugeons dès lors qu'il ne pense rien ; il n'y a pas jusqu'aux habits et à la coiffure qui n'influent sur notre jugement. Un homme sensé doit regarder ses vêtements comme faisant partie de lui-même, puisqu'ils en font, en effet, partie aux yeux des autres, et qu'ils entrent pour quelque chose dans l'idée totale qu'on se forme de celui qui les porte.

Tout le monde sait combien les cheveux font à la physionomie ; c'est un défaut que d'être chauve ; l'usage de porter des cheveux étrangers pour cacher la calvitie est devenu général. Au reste, il n'y a que les hommes qui deviennent chauves en avançant en âge ; les femmes conservent toujours leurs cheveux. et, quoiqu'ils deviennent blancs comme ceux des hommes, lorsqu'elles approchent de la vieillesse, ils tombent beaucoup moins. Les plus longs cheveux tombent peu à peu ; à mesure qu'on avance en âge. ils diminuent et se dessèchent ; ils commencent à blanchir par la pointe ; dès qu'ils sont devenus blancs, ils sont moins forts et se cassent plus aisément.

Certaines personnes austères, sombres, rustiques, économes, nous reprochaient de céder au courant d'idées nouvelles venues d'Angleterre, qui entraîne notre génération vers la recherche du bien-être et du confortable ; elles nous ont accusé d'être matérialiste, Anglais, etc. ; nous leur avons répondu que nous voulions, en outre, obéir et céder aux modes, aux caprices régnants.

Quoique les modes semblent n'avoir d'autre origine que le caprice et la fantaisie, les caprices adoptés et les fantaisies générales méritent d'être examinés ; les hommes ont toujours fait et feront toujours cas de tout ce qui peut fixer les yeux des autres hommes et leur donner en même temps des idées avantageuses de richesse, de puissance, de grandeur, etc.

L'éclat extérieur dépend beaucoup de la manière de se vêtir ; cette manière prend des formes différentes selon les différents points de vue sous lesquels nous voulons être regardés ; l'homme modeste, ou qui veut le paraître, veut en même temps marquer cette vertu par la simplicité de son habillement ; l'homme glorieux ne néglige rien de ce qui peut étayer son orgueil ou flatter sa vanité, on le reconnaît à la richesse ou à la recherche de ses ajustements.

Un autre point de vue, que les hommes ont assez généralement, est de rendre leur corps plus grand, plus étendu : peu contents du petit espace dans lequel est circonscrit notre être, nous voulons tenir plus de place en ce monde que la nature ne peut nous en donner ; nous cherchons à agrandir notre figure, notre extérieur, par des chaussures élevées, par des vêtements renflés : quelque amples qu'ils puissent être, la vanité qu'ils couvrent n'est-elle pas encore plus grande ?

Il y a des modes dont l'origine est plus raisonnable, ce sont celles où l'on a eu pour but de cacher des défauts et de rendre la nature moins désagréable. A prendre les hommes en général, il y a beaucoup plus de figures défectueuses et de laids visages, que de personnes belles et bien faites : les modes, qui ne sont donc que l'usage du plus grand nombre, usage auquel le reste se soumet, ont donc été introduites, établies par ce grand nombre de personnes intéressées à rendre leurs défauts plus supportables. Les femmes ont coloré leur visage lorsque les roses de leur teint se sont flétries, et lorsqu'une pâleur naturelle les rendait moins agréables que les autres : cet usage est presque universellement répandu chez tous les peuples de la terre.

CONCLUSIONS

—

La majeure partie des Parisiens se lavent tous les matins la figure, le cou et les mains, prennent un bain de pied le dimanche, cinq ou six bains chauds pendant l'hiver, et pendant l'été un nombre indéterminé de bains froids. Ces derniers ne sont pris que par agrément.

Ces soins de propreté sont insuffisants.

Voici comme on doit procéder :

On se lève, pour aller à ses affaires, de bonne heure, de façon à ne pas être en retard, mais en avance, et l'on se met à sa toilette.

LISTE DES OBJETS NÉCESSAIRES.

Une cuvette,
Un pot à eau,
Un seau plein d'eau,
Une éponge fine,
Une grosse éponge,
Un *bain anglais*.

(On se procurera facilement ces objets chez M. LARDIT, rue de Rivoli, au coin de celle de l'Arbre-Sec, à Paris, qui a joint à la quincaillerie et commission une spécialité de *Bains hydrothérapiques* pour appartements.)

Deux serviettes de toile ou de coton,
Une serviette de flanelle.

Il faut :

1° Se plonger la tête dans la cuvette pleine d'eau froide deux ou trois fois, et l'essuyer soigneusement ;

2° Savonner le cou, les bras et les mains ;

3° Se mettre tout nu, entrer dans le bain anglais, se laver et frictionner tout le reste du corps pendant trois ou quatre minutes, bien s'essuyer avec les serviettes de coton et de laine, et ne laisser aucune trace d'humidité sur le corps.

On se rase ou l'on se fait raser ; le choix du savon est loin d'être indifférent, en raison de l'irritation produite par le rasoir sur un tissu aussi délicat que la peau du visage.

Puis l'on s'occupe de sa chevelure.

Depuis longtemps, on est dans l'usage de se nettoyer et faire nettoyer la tête au moyen de certains liquides connus dans le commerce sous les noms d'eau athénienne, eau mexicaine ; chacun sait par expérience que ces eaux parfument la tête d'odeurs plus ou moins agréables et ne donnent que des nettoyages imparfaits ou irritant le cuir chevelu.

L'insuffisance des moyens employés jusqu'à ce jour nous a conduit à rechercher, pour l'usage de nos clients, un liquide pouvant présenter les conditions les plus hygiéniques pour la tête ; et, secondé par les lumières expérimentées de plusieurs chimistes, médecins et savants, après bien des essais nous avons été assez heureux pour perfectionner la *Vivipile* du docteur Sgaett.

La Vivipile Sgaett est éminemment favorable au système capillaire ; cette eau, composée de substances végétales, toniques et rafraîchissantes, vivifie le bulbe pileux (comme son nom l'indique); par la précieuse propriété de nettoyer complétement la tête, elle offre assurément une double condition de succès :

1° En conservant la chevelure dont elle arrête instantanément la chute ;

2° En neutralisant les effets de la maladie qui en était la cause.

L'emploi de la Vivipile Sgaett est des plus simples, c'est ce qui la recommande exclusivement sur les produits anciens, qui perdent tous les jours la faveur du public.

Emploi de la Vivipile.

Verser une petite quantité de liquide dans une soucoupe et le faire mousser au moyen d'une éponge ; s'en frotter la peau à la naissance des cheveux, de manière à produire une mousse abondante. Se laver ensuite la tête avec de l'eau tiède ou froide, ou bien enlever la mousse avec une éponge que l'on passe à l'eau à plusieurs reprises. A la suite de cette dernière opération, l'on ressent à la tête un sentiment de bien-être particulier : le cuir chevelu s'est raffermi, et les cheveux sont dans les conditions les plus favorables pour que leur chute soit désormais arrêtée.

Il faut avoir soin, après un nettoyage, d'employer la *pommade Vivipile*, afin de donner aux cheveux la souplesse et le moelleux qui caractérisent une belle chevelure. Pour nourrir les cheveux, il est indispensable d'employer, aussitôt après un nettoyage, la pommade *Vivipile Debroas*, que nous avons composée avec les éléments nutritifs végétaux qui constituent la *lotion Vivipile Sgaett.*

En mettant ces préceptes en pratique, on a la satisfaction et l'avantage :

1° De se voir tous les jours, tout nu, propre de la tête aux pieds ;

2° De reconnaître qu'il n'est apparu sur le corps aucune éruption, aucune tache, ce que les gens négligents n'aperçoivent que trop tard ;

3° D'avoir fait ce qu'il fallait pour éviter une foule de maladies, et entretenir la peau dans un parfait état de santé.

Il est facile d'accomplir, dans l'espace d'une demiheure, toutes ces prescriptions, qui semblent si compliquées.

Mais il serait imprudent, après avoir lu cette brochure, d'exécuter ponctuellement les conseils que nous donnons, et de se livrer d'emblée à des ablutions froides, auxquelles on n'est pas accoutumé. Pour agir méthodiquement, on se contente, les premiers jours, de se laver à l'eau froide la figure, le cou, les bras et les pieds très rapidement, en gardant sur soi sa chemise, son pantalon ou son jupon ; quelques jours, après on arrive à se débarrasser de son pantalon, et l'on se lave, comme nous l'avons dit, la moitié inférieure du corps ; quelques jours après on peut, sans le moindre inconvénient, c'est-à-dire sans craindre de s'enrhumer, se mettre tout nu, sans craindre l'eau. En hiver, il est à désirer que la pièce où l'on se livre à ces ablutions soit chauffée, et, lorsque la température est trop rigoureuse, on doit s'abstenir de lotions froides sur le tronc. Il est bien entendu qu'en cas d'indisposition, même légère, rhume de cerveau, migraine, elles sont sévèrement interdites.

N. B. Pendant la période des règles, période ou la femme a besoin de tant de ménagements, les lotions froides sont également interdites. Nous re-grettons de ne faire qu'effleurer un paragraphe qu: eût exigé plus de développements.

Nous proposons là, pour un certain nombre de nos lecteurs, des innovations. Pourquoi? Parce qu'en France il y a trop peu de personnes qui fassent leur toilette de la façon que nous avons indiquée, bien que la dépense à laquelle elles seraient entraînées soit minime, tandis qu'en Angleterre tout le monde indistinctement en use, non-seulement ainsi, mais encore avec plus de confort et plus de raffinement.

Chez nos voisins, toutes les classes d'individus cherchent à se procurer les douceurs et les commodités de la vie; l'intérieur de l'habitation d'un paysan n'offre pas la moindre ressemblance avec celui de nos maisons de village. L'habitant des campagnes recherche des meubles propres et commodes. Il est presque aussi bien vêtu que l'habitant des villes; aussi, dans les réunions des grandes solennités, a-t-on de la peine à distinguer le villageois du citadin, l'ouvrier du manufacturier, le domestique du maître.

Ne craignons pas de suivre cet exemple, quoi qu'on en dise.

Après s'être habillé, il ne reste plus qu'à se souvenir de ce vieil adage : connais-toi toi-même; faire un effort d'imagination, jeter un coup d'œil autour de soi comme l'on vient d'en jeter un dans sa glace, et si l'on est satisfait, vaquer tranquillement à ses affaires.

Paris, Imp. DUBUISSON et Cᵉ, r. Coq-Héron, 5.

EN PRÉPARATION :

DE LA GUÉRISON RADICALE DES ULCÈRES.

Paris. — Imprim. de DUBUISSON et Ce, 5, rue Coq-Héro

www.ingramcontent.com/pod-product-compliance
Ingram Content Group UK Ltd.
Pitfield, Milton Keynes, MK11 3LW, UK
UKHW020224200726
13856UKWH00004B/1593